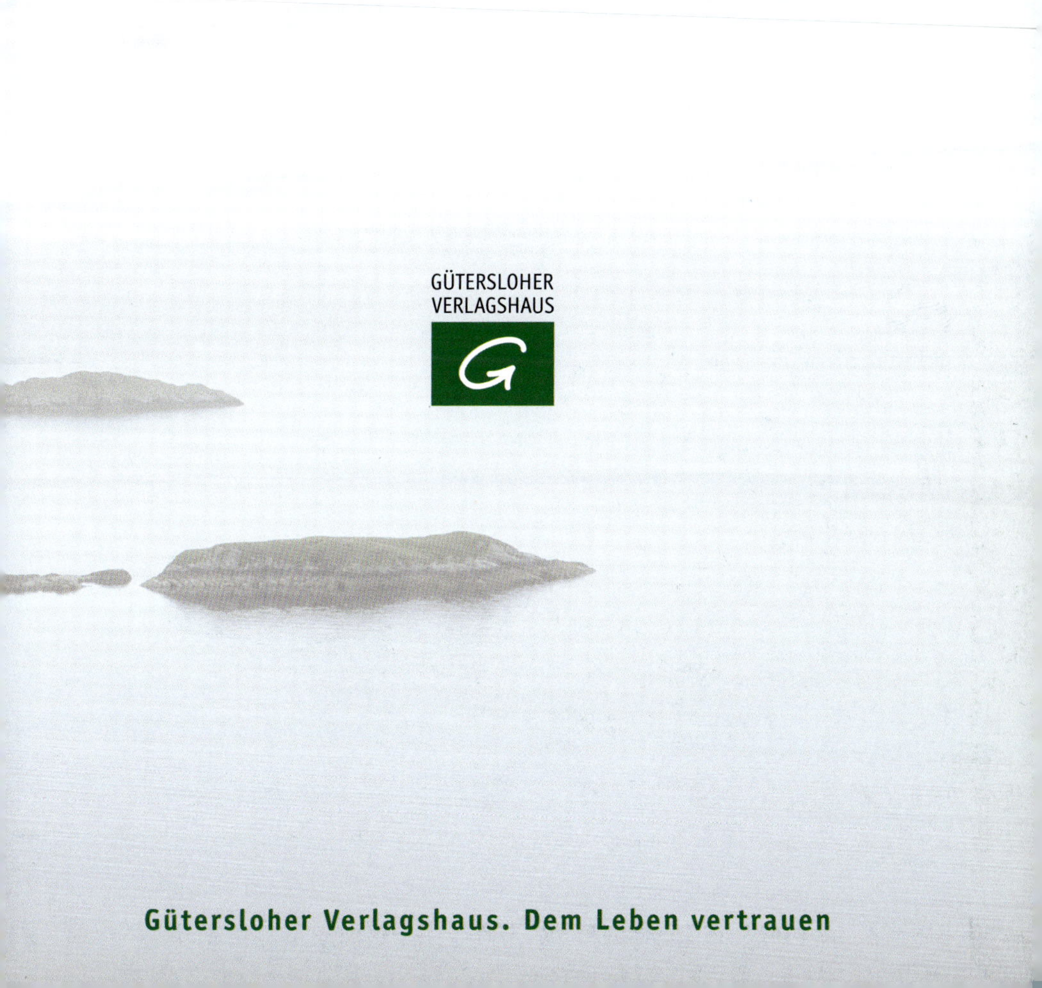

GÜTERSLOHER
VERLAGSHAUS

Gütersloher Verlagshaus. Dem Leben vertrauen

Hermann Multhaupt

Mögen Gottes Engel immer an deiner Seite sein

Irische Segenswünsche für Zeiten der Trauer

Gütersloher Verlagshaus

Auf dem Weg durch die Dunkelheit
bleib an meiner Seite,
du Engel Gottes, der mich lenkt.

Der auf Geheiß des Sohnes mich umarmt,
der auf Geheiß des Heiligen Geistes
mich die Weisheit lehrt.

Engel Gottes,
bleib an meiner Seite,
zeige mir das barmherzige Licht jenseits der Tür,
die in das ewige Leben führt.

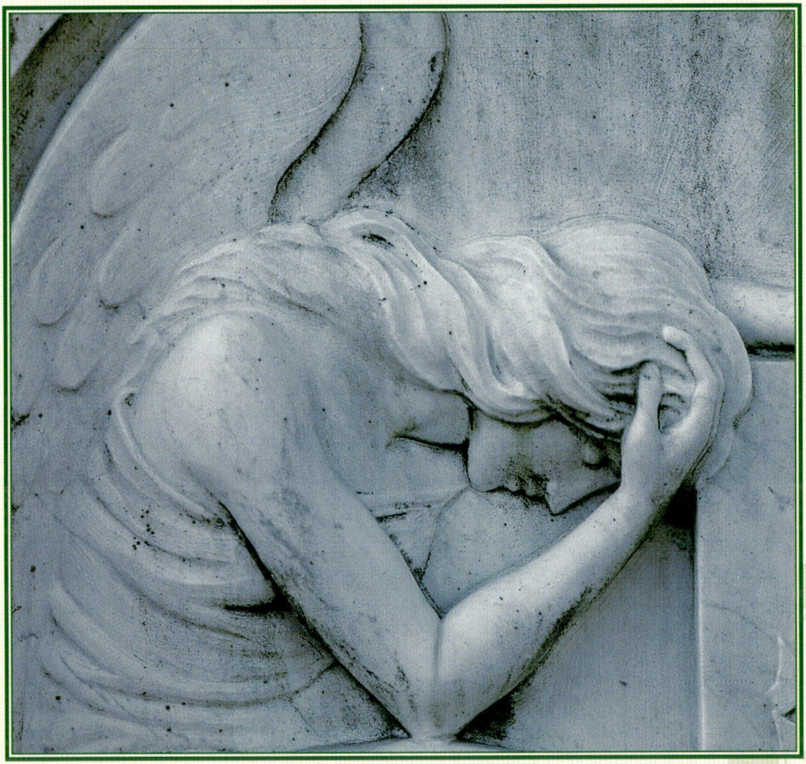

Durchdringe mich mit Ruhe, o Gott,
so wie du den Sturm auf dem Meere stilltest.

Beruhige mich, o Gott,
bewahre mich vor dem Bösen.

Lass alle Unruhe in mir ersterben.
Umarme mich, Herr, in deinem Frieden.

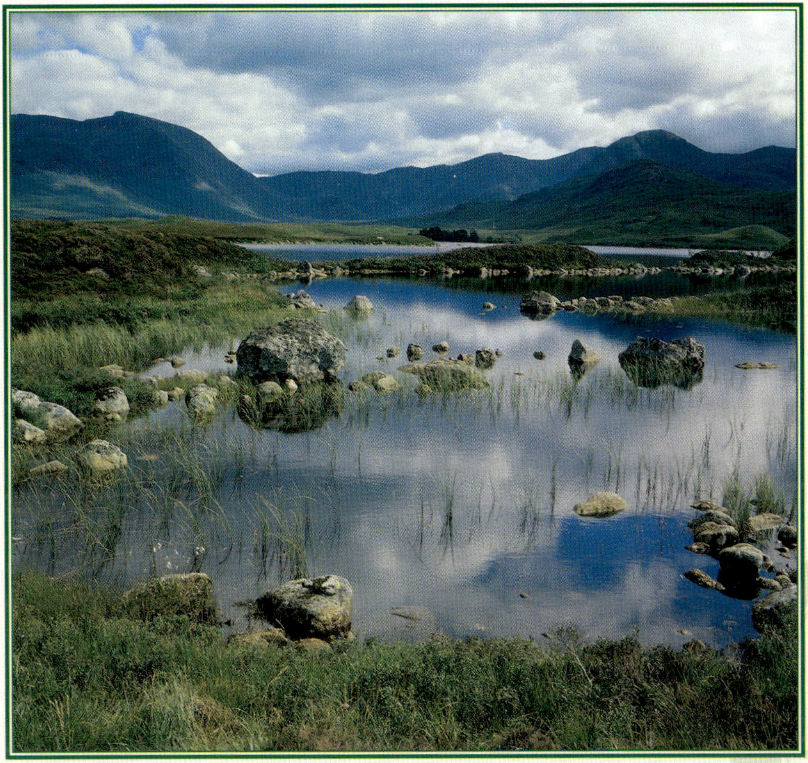

Möge Gott dich nicht aus dem Blick verlieren.

Möge Gott dir seine Augen nachschicken.

Möge Gott deine Nächte erhellen.

Möge Gott die Finsternis
deiner Gedanken durchdringen.

Möge Gott dir gute Worte in den Mund legen.

Möge Gott dir Mut zum Reden geben.

Möge Gott für dich sprechen,
wenn du nicht reden kannst.

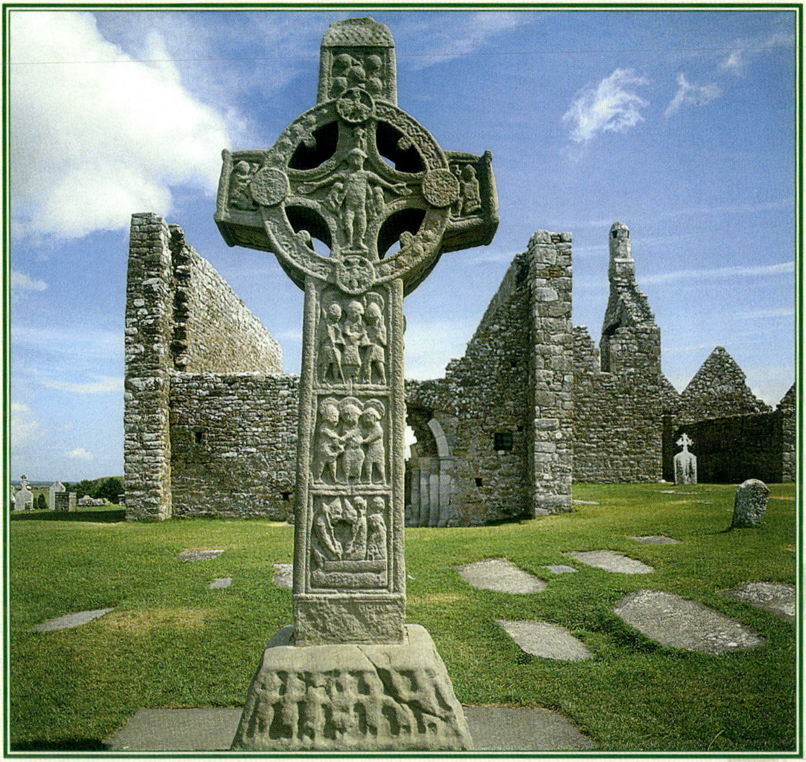

Möge Gott dir die Hand reichen,
um dich emporzuheben.

Er führe dich aus der dunklen Nacht
und ziehe dich in das Reich des Lichtes empor.

Möge Gott dich vor den Dingen bewahren,
die du fürchtest.

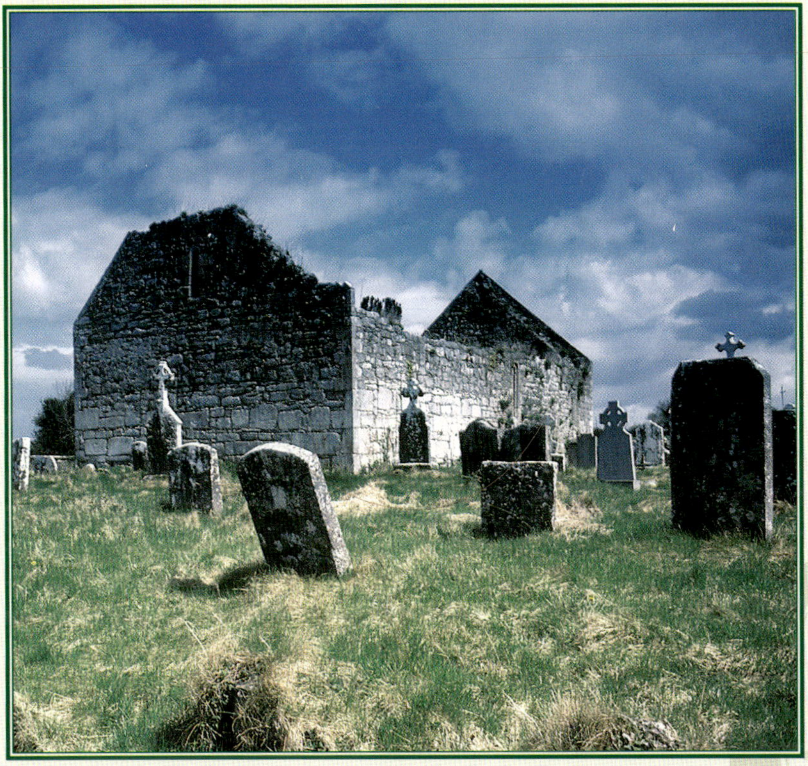

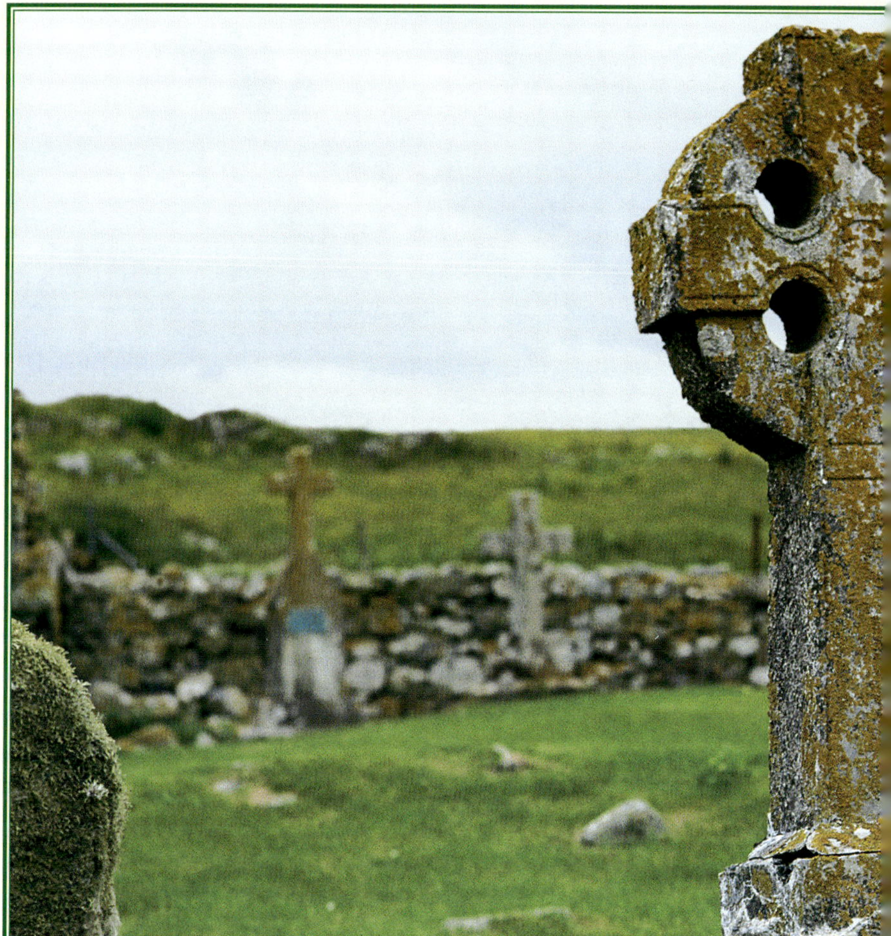

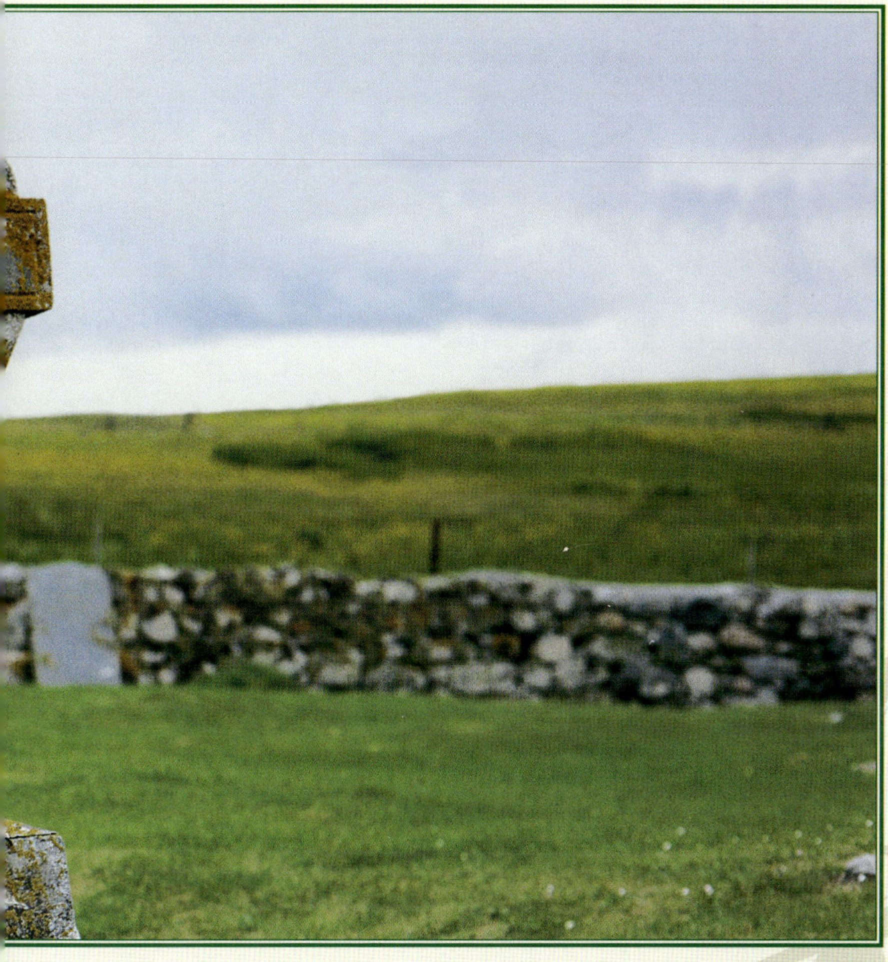

Verlass mich jetzt nicht,
was ich auch tue,
wo ich auch bin.

Ob ich gehe oder stehe, liege oder schlafe –
wende dein Auge nicht von mir,
du Gott voller Treue.

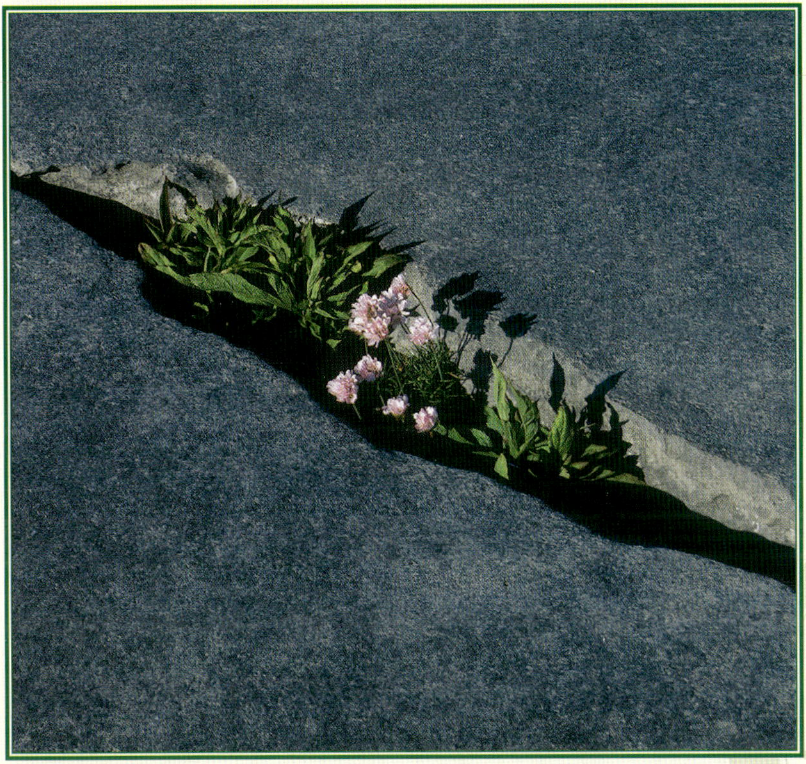

Umschließe mich, Herr,
bleib mir mit deinem Schutz nahe
und halte jede Gefahr von mir ab.

Schließe mich in dich ein, o Gott,
lass nur die Hoffnung bestehen
und gib dem Zweifel keinen Raum.

Umgib mich, Herr, erhalte mir das Licht
und sperre die Dunkelheit aus.

Umspanne mich, o Gott,
lass Frieden in mir gedeihen,
das Böse sei mir fern.

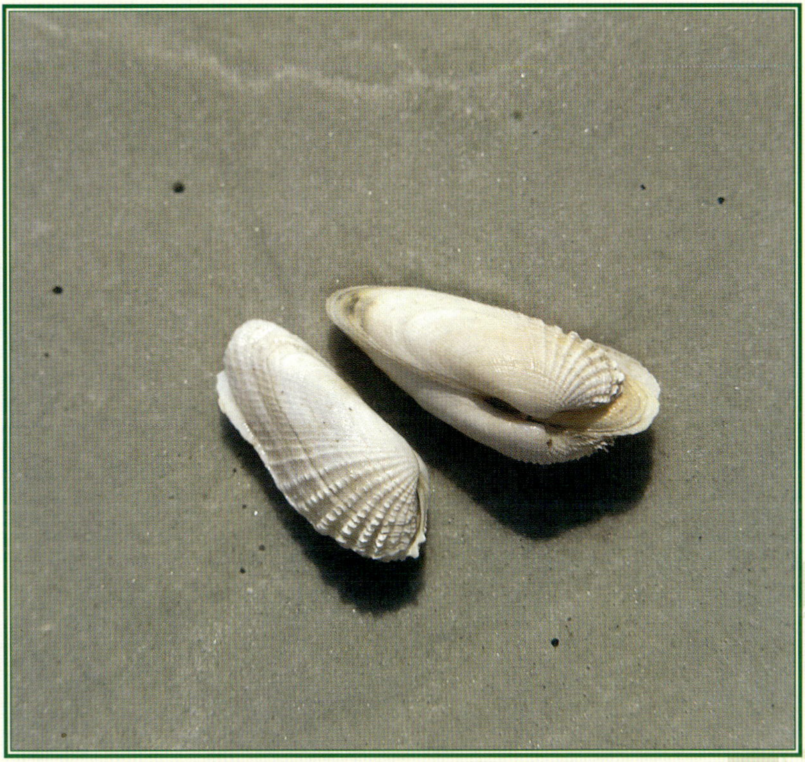

Gott halte dich in seiner Hand,
wenn die Klippen steil sind.

Gott halte dich in seiner Hand,
wenn die Nacht trostlos ist.

Gott halte dich in seiner Hand auf dem Weg,
den du beschreitest.

Gott halte dich in seiner Hand
und sei zu deinen Häupten.

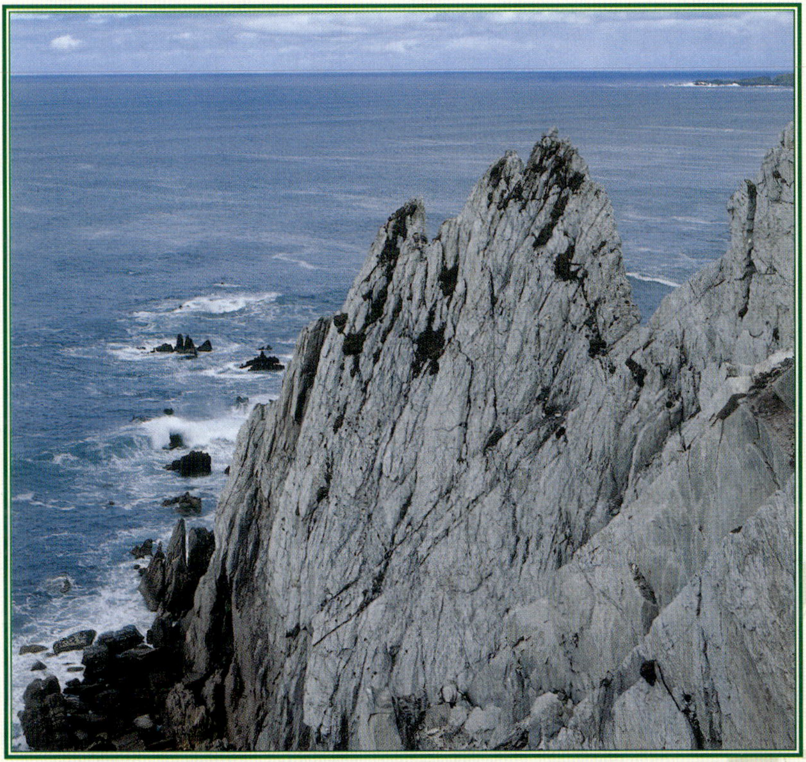

Gott, sei den ganzen Tag bei mir.

Gott, bleibe stets an meiner Seite.

Gott, sei auch da in der Nacht,
erhalte mich durch dein Licht.

Gott, sei in meinem Herzen,
bleibe, o Gott, gehe nie fort.

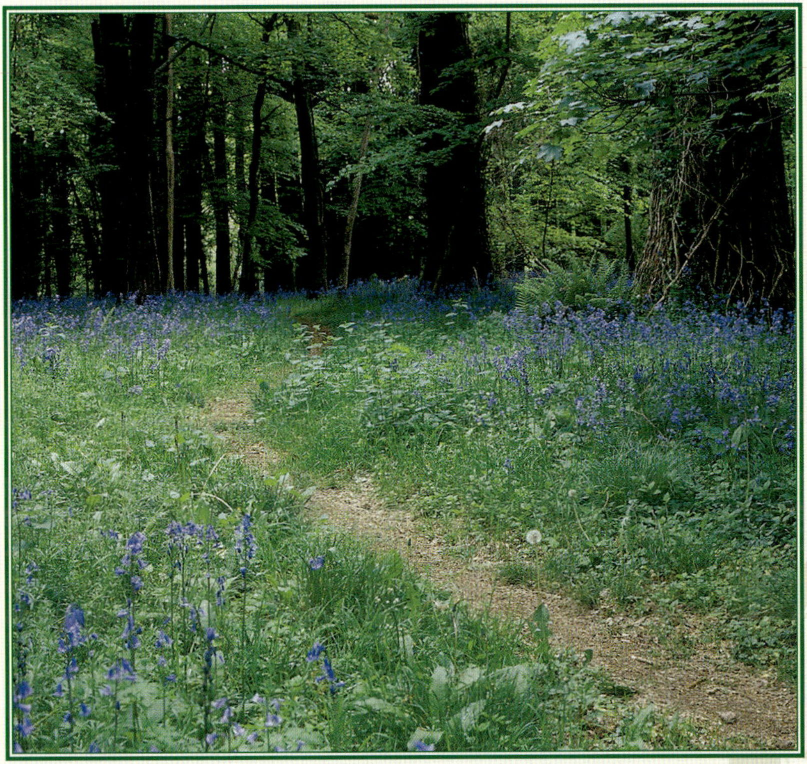

Gott, du guter Hirte,
sei über mir, um mich zu beschirmen,
sei unter mir, um mich zu stützen,
sei hinter mir, um mich zu lenken,
sei vor mir, um mich zu leiten,
sei um mich herum, um mich zu beschützen,
sei mit mir, um mich zu retten,
sei über mir, um mich zu dir aufzuheben
und mich auf die grüne Weide
des ewigen Lebens zu führen.

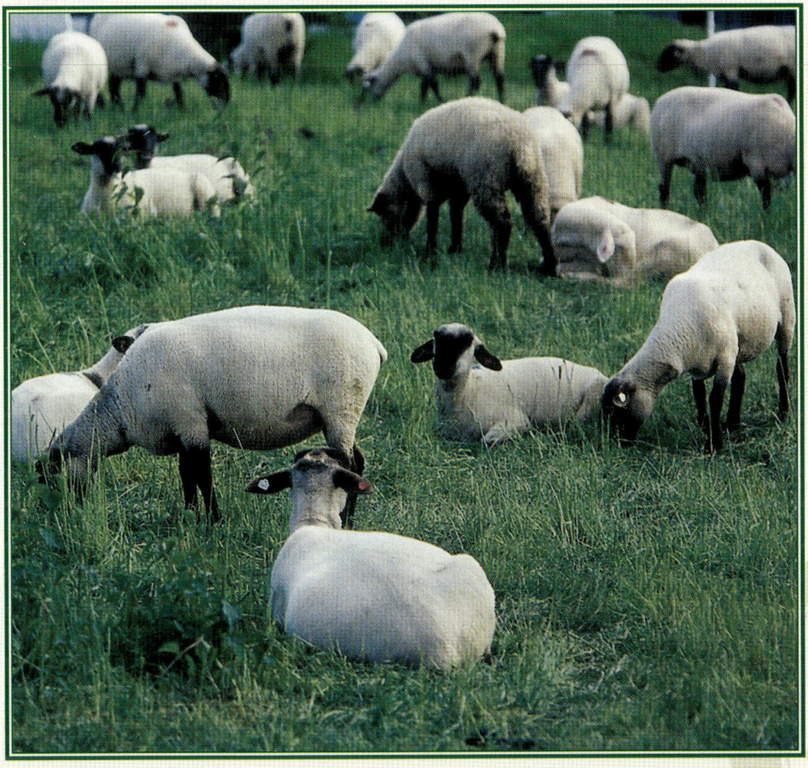

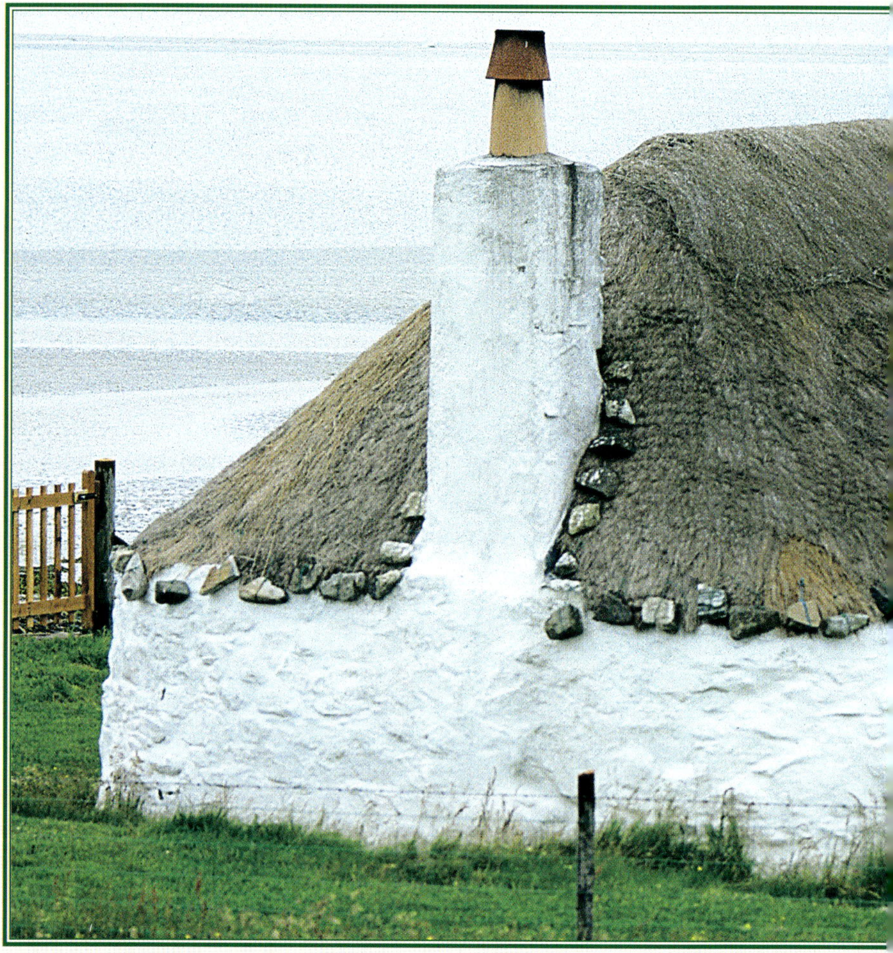

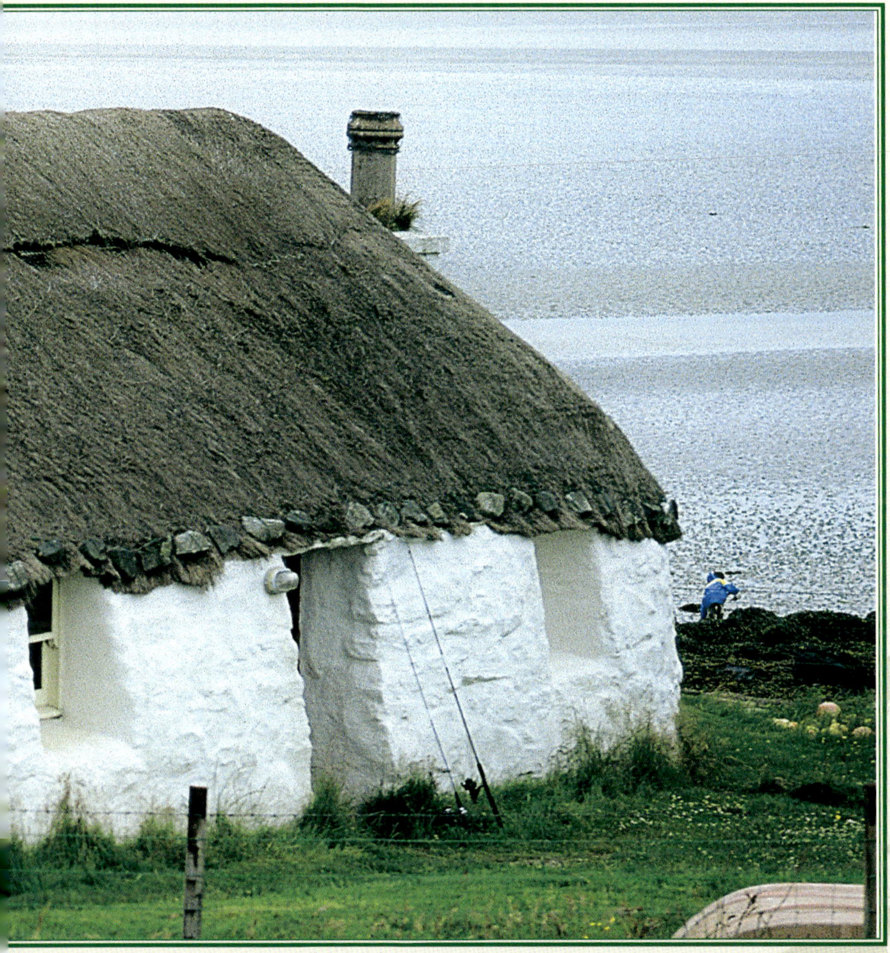

Mögen die Gewichte des Leids,
das dich niederdrückt,
durch zwei starke Engel aufgefangen werden.

Mögen sich die Orte der Dunkelheit
in Stätten des Lichtes verwandeln.

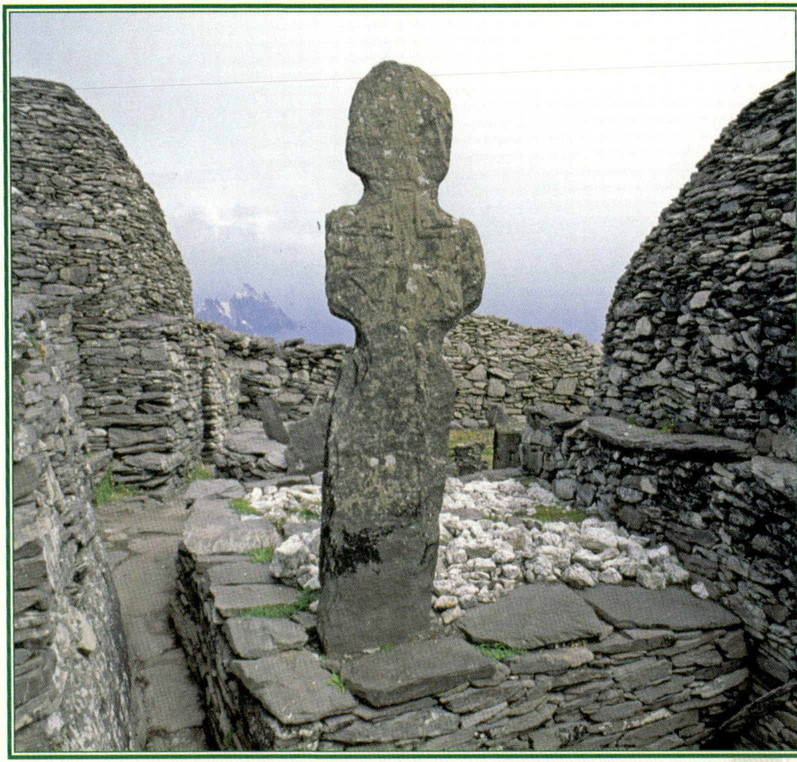

Mögen die,
die auf dem Weg zum Himmel
vorausgegangen sind,
uns gute Wegweiser sein.

Mögest du die zukünftige Welt
nicht wie ein fernes fremdes Land betrachten,
sondern wie eine Heimat,
die dich in Geborgenheit umfassen,
behüten und aufheben will.

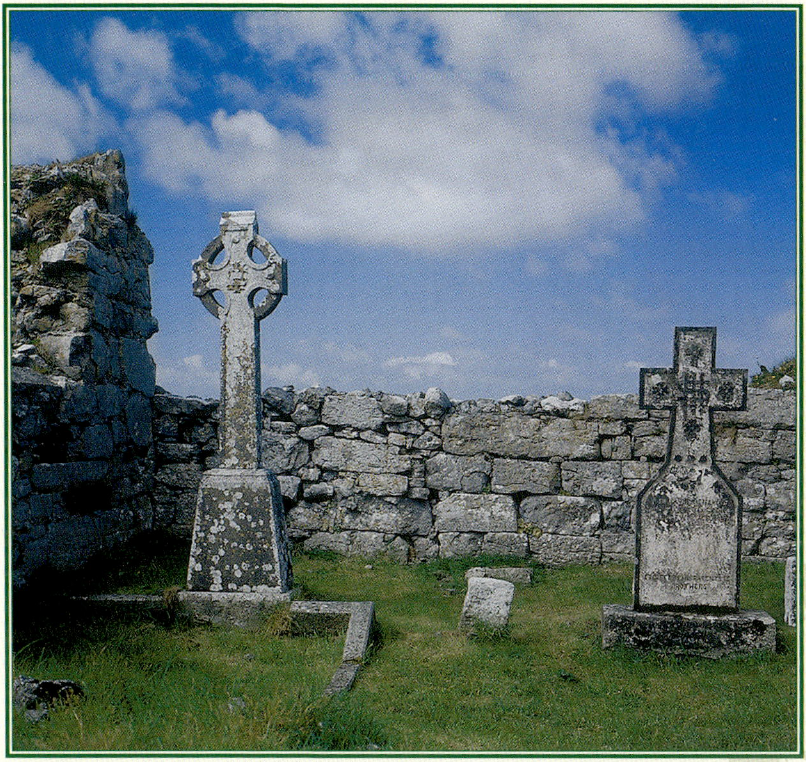

Möge der Vater
dich in seine liebenden Arme nehmen,
wenn du einen reißenden Strom überquerst
und den schwarzen Fluss des Todes.

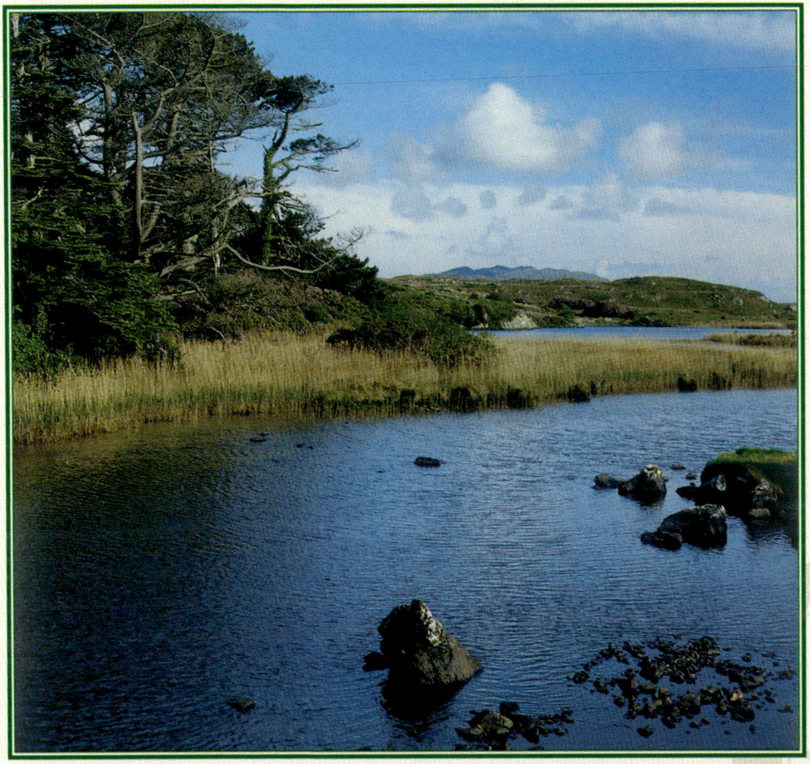

Möge Gott das leichte,
schwarze Tuch der Nacht
über dich ausbreiten
und dich in einen erholsamen Schlaf versetzen.

Möge er einst auch das schwere,
schwarze Tuch des Todes auf dich legen,
aber nicht, um dich mit ihm zu ersticken,
sondern hinüberzunehmen
in ein grenzenloses Land voller Licht.

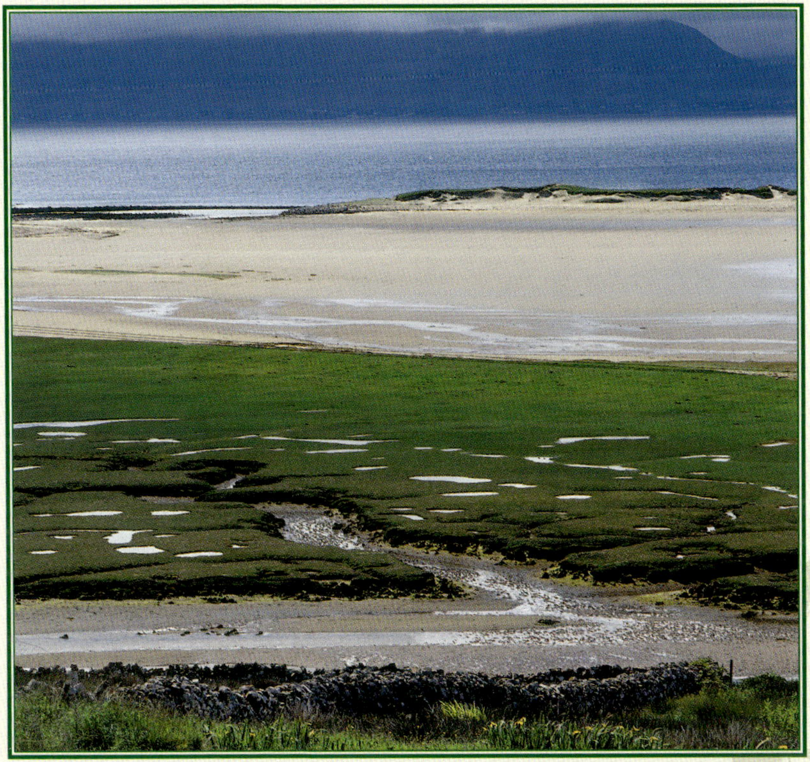

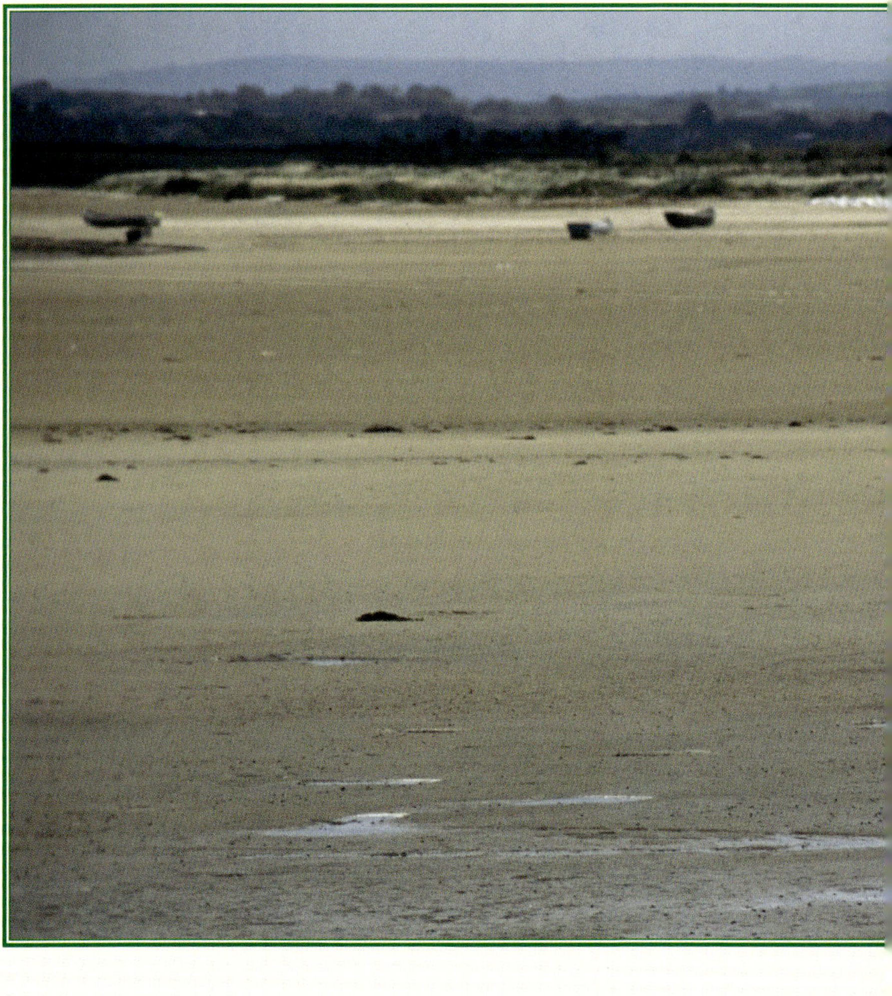

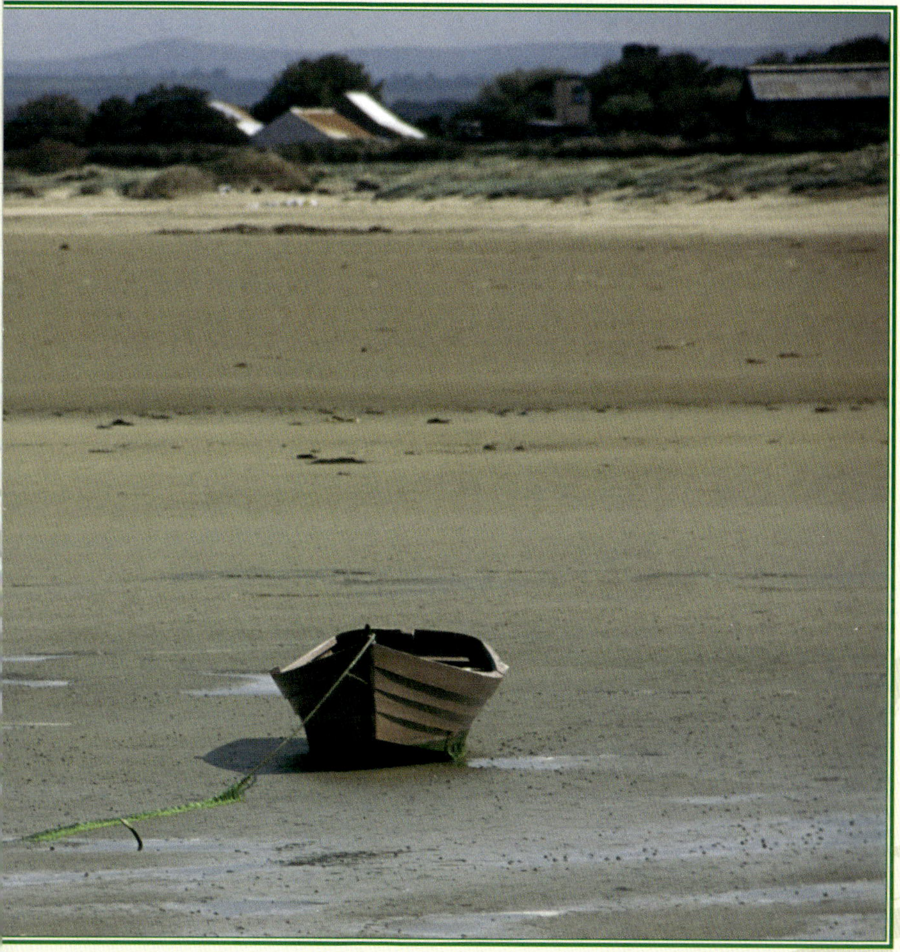

Mögest du mich umgeben, o Gott,
wie ein Kreis, der keinen Anfang
und kein Ende hat.

Mögest du mich umspannen, o Gott,
wie ein Gürtel,
der mit einem unlösbaren Knoten versehen ist.

Mögest du mich umklammern, o Gott,
mit Händen, die miteinander verwachsen sind.

Mögest du mich umsorgen, o Gott,
mit deiner Liebe, die keine Grenzen kennt.

Mögest du mich umtosen, o Gott,
mit dem Sturm, der die Glut der Herzen entfacht.

Mögest du mich umfassen, o Gott,
mit dem Arm, der aus der Tiefe zieht.

Mögest du mich umschmeicheln, o Gott,
mit Worten, die nur in deinem Herzen
zu Hause sind.

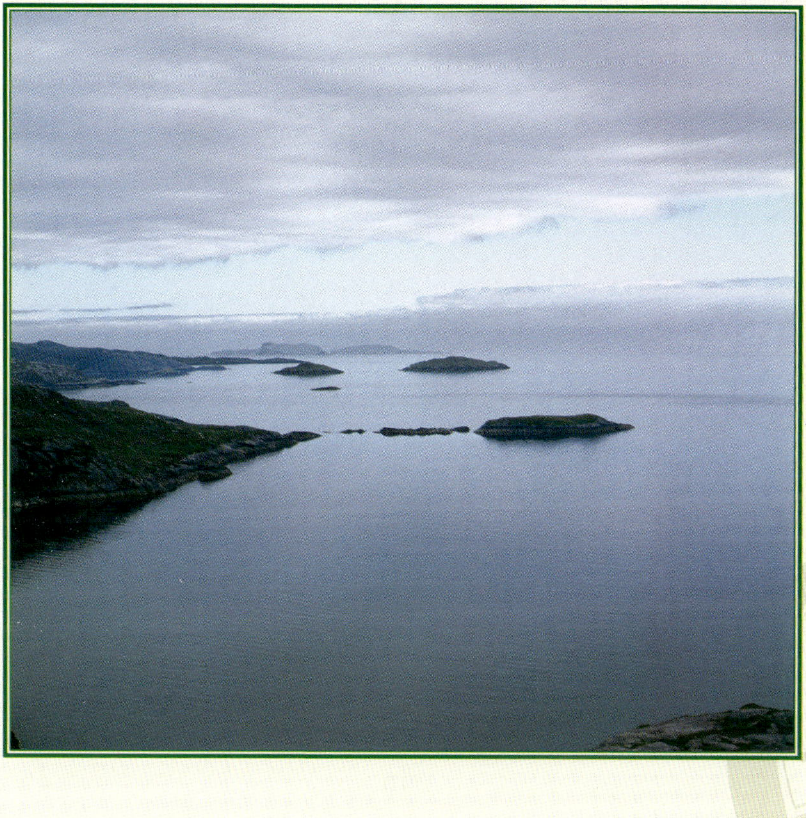

Du warst im Anfang an meiner Seite,
als meine Wege begannen,
sei, o Gott, auch am Ende meines Weges,
wo immer er sich
mit allen Straßen des Lebens vereint.

So wie du bei mir warst,
als du meine Seele formtest,
so sei auch bei mir,
wenn ich das Ziel meines Lebens erreiche.

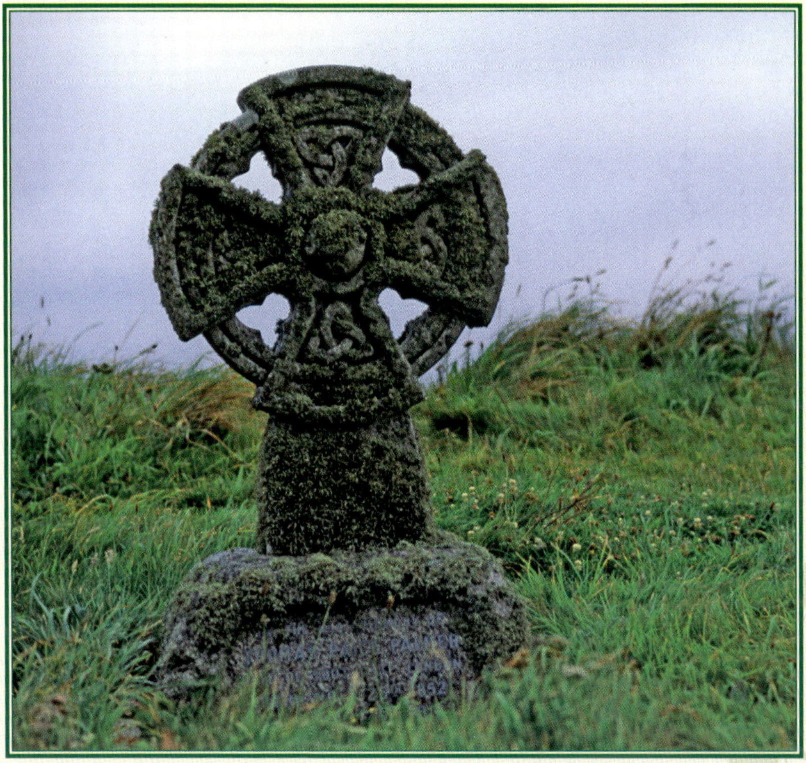

Bibliografische Information Der Deutschen Bibliothek
Die Deutsche Bibliothek verzeichnet diese Publikation in der Deutschen Nationalbibliografie; detaillierte bibliografische Daten sind im Internet über http://dnb.ddb.de abrufbar.

Bildnachweis:

Fridmar Damm: Bild 2, 3
Werner Heidt: Bild 5, 7, 11, 18
Reinhard Kemmether: Bild 12, 16, 19
Karl-Heinz Klubescheidt: Bild 4
Volker Rauch: Bild 10
Karl-Heinz Schlierbach: Bild 6, 8, 9, 13, 14, 15, 17
Gerd Weissing: Bild 1

Bild auf dem Vor- und Nachsatz: Werner Heidt

1. Auflage

Umschlaggestaltung: schwecke.mueller Werbeagentur GmbH, München, unter Verwendung eines Fotos von Fridmar Damm
Satz und Reproduktionen: PER Medien+Marketing GmbH, Braunschweig
Druck und Einband: Těšínská Tiskárna AG, Český Těšín
Printed in Czech Republic
ISBN-13: 978-3-579-07007-0
ISBN-10: 3-579-07007-X

www.gtvh.de

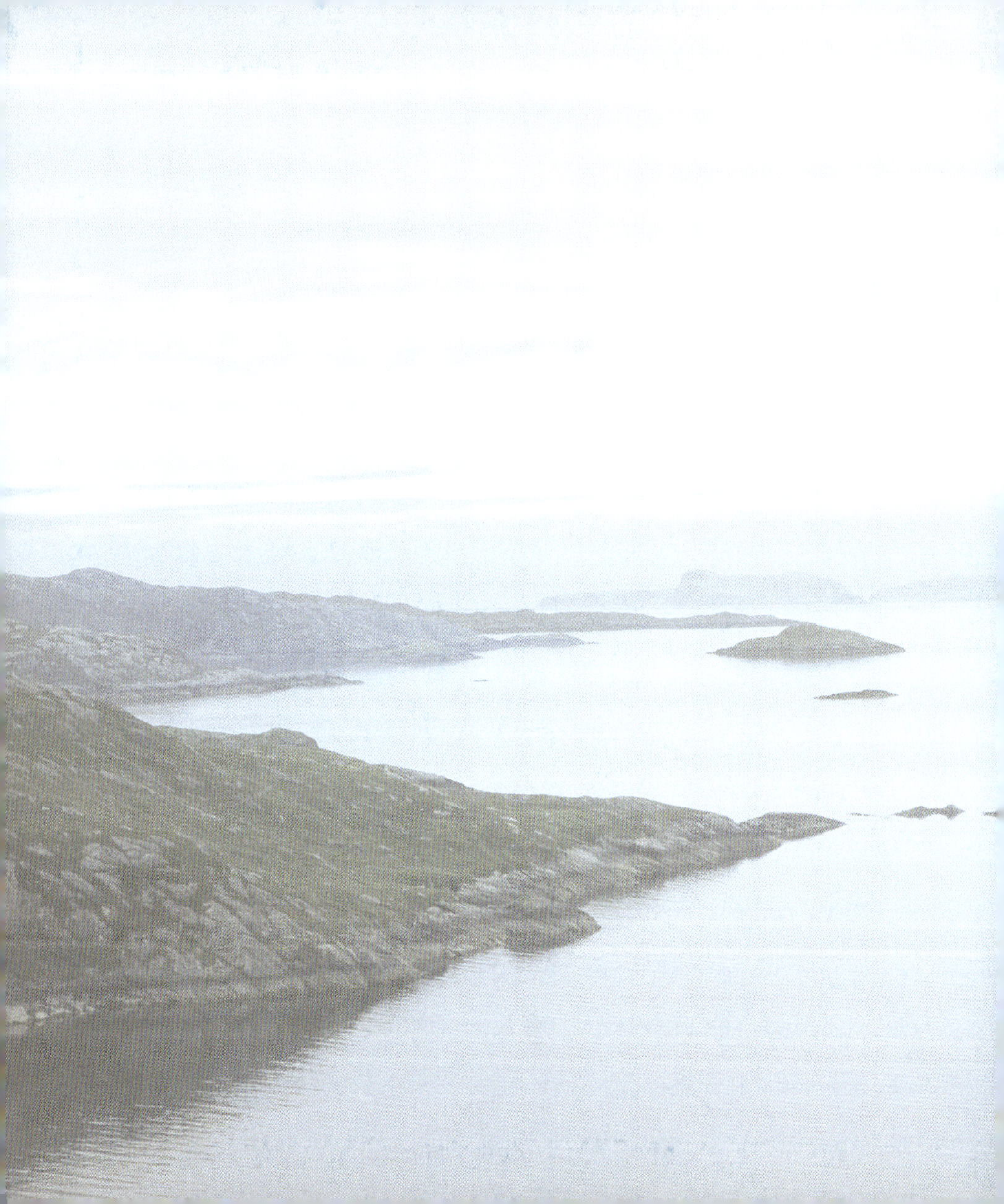